S. CHARON

Docteur en Médecine

ÉTUDE

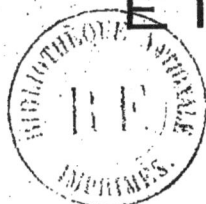 SUR LES

Principes Médicaux et Hygiéniques

Des Hébreux

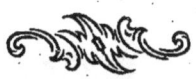

TOULOUSE

Ch. DIRION, Libraire-Éditeur

22, rue de Metz et rue des Marchands, 33

—

1914

ÉTUDE

SUR

Les principes médicaux et hygiéniques
des hébreux

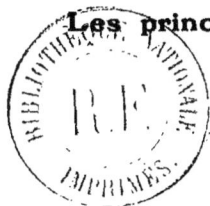

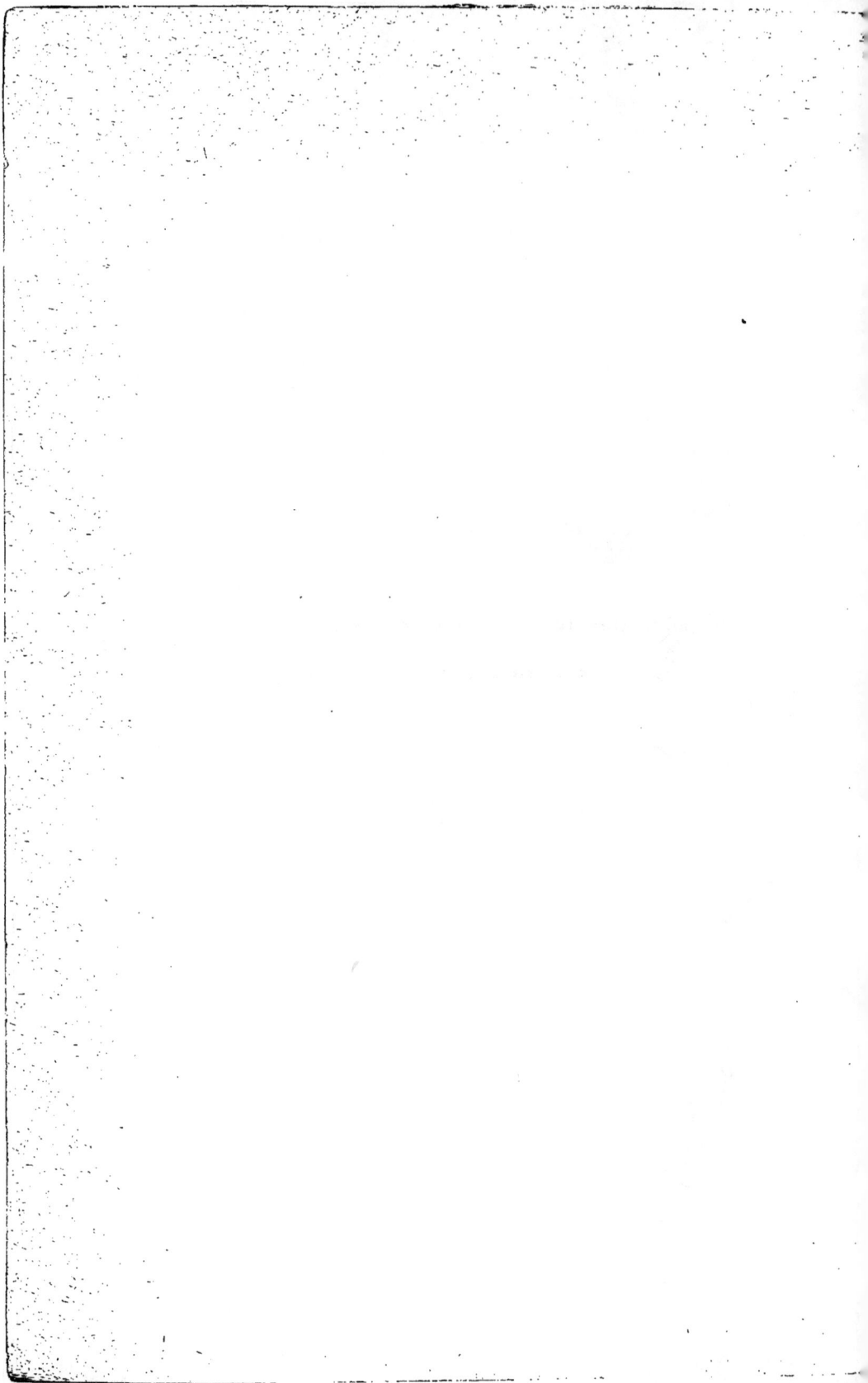

Schlioma KHARON

Docteur en Médecine

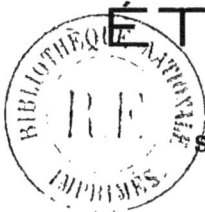

ÉTUDE

SUR LES

Principes Médicaux et Hygiéniques

Des Hébreux

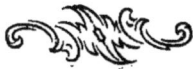

TOULOUSE

Cʜ. DIRION, Libraire-Éditeur

22, rue de Metz et rue des Marchands, 33

—

1914

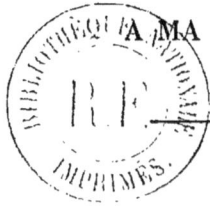

A MA MÈRE

A MON PÈRE

A MA FEMME BIEN-AIMÉE ANNA

La collaboratrice assidue de mes études.

A MON FRÈRE PAUL

En témoignage de notre sincère affection.

A MES AMIS

A MON PRÉSIDENT DE THÈSE

Monsieur le Professeur Ch. MOREL

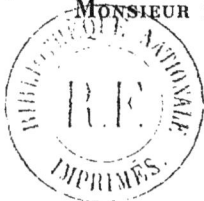

Nous le remercions de la bienveillance
qu'il nous témoigne et de l'honneur qu'il
nous fait en présidant notre thèse.

———————

A MON MAITRE

Monsieur le Professeur C. DAMBRIN

PLAN

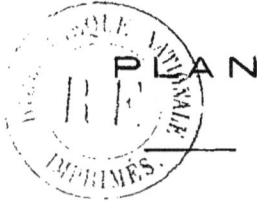

Introduction.

Exposé historique.

Les principes médicaux du Talmud.

Comparaison de la médecine du Talmud avec celle d'Hippocrate.

Les principes de l'hygiène des Hébreux.

La Schechitah.

Prescriptions hygièniques relatives à l'alimentation.

Hygiène des habitations et des vêtements.

L'Hygiène sexuelle. Circoncision.

Prophylaxie des maladies contagieuses.

Conclusion.

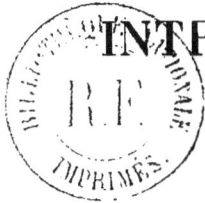

INTRODUCTION

« La médecine donne de grands
moyens pour arriver à la connaissance de vertus réelles et au bonheur;
son étude est le plus noble culte
qu'on puisse rendre à la Divinité ».

(MAIMONIDE, t. IV) (1).

Pour faire le bonheur de l'homme, il ne suffit pas de
formuler d'excellentes théories sociales. L'espèce humaine a des rapports obligatoires avec les agents et les
milieux cosmiques. Aussi, on conçoit sans peine qu'il
doit exister entre ces éléments et notre organisme des
rapports et des proportions plus ou moins favorables au
développement de nos facultés. La détermination de ces
rapports est du domaine de l'hygiène; et une loi qui
présentait la prolongation active de l'existence comme
l'objet des efforts du législateur, du philosophe et du

---

(1) Maimonide (Moïès), savant rabin et médecin du douzième siècle, né à Cordoue, auteur du *Traité des poisons*, trad. fr. 1865,
Paris.

moraliste, devait naturellement porter l'empreinte de cette science conservatrice, qui unit la médecine, dont elle forme une des sections essentielles, à la législation et à la morale.

Pour que le corps humain puisse se développer et durer, certaines conditions essentielles sont nécessaires : pureté de l'air, aliments de bonne qualité, mesures propres à assurer la résistance de l'organisme aux vicissitudes de l'atmosphère et à l'action des causes morbides, et à assurer aussi le fonctionnement normal de tous les organes dont la régularité des fonctions constitue l'état de santé.

L'utilité de l'hygiène n'a pas besoin d'être démontrée, et a été comprise de tout temps. On voit les plus anciens législateurs connus se préoccuper du soin de protéger la santé publique. Les livres de Moïse sont pleins de prescriptions et de règles d'hygiène. Les ablutions, la défense de manger la chair de certains animaux, la défense de se nourrir de sang étaient des règles hygiéniques indispensables au peuple juif qui vivait sous un climat torride.

Chez les autres peuples anciens les habitudes hygiéniques n'ont eu aucune sanction religieuse; chez les Juifs, au contraire, les règles hygiéniques et médicales constituaient une partie importante de leur législation sévère et, pour cette raison, elles ont toujours été très rigoureusement appliquées.

Si on étudie les ouvrages hébraïques, on voit que le judaïsme ne fait aucune distinction entre la religion et la morale d'un côté et la santé publique de l'autre. Les mots *religion, morale* et *hygiène* ont, dans la Bible et le Thalmud, une signification identique et peuvent être remplacés l'un par l'autre. Jamais la loi de Moïse n'indique comme motif des prohibitions un intérêt d'hygiène, mais seulement un intérêt de pureté et de sainteté et, sous ce rapport, elle ne s'applique qu'aux Hébreux.

Au Moyen âge, et peut-être encore, en certains pays, de nos jours, on a accusé les Juifs d'avoir des cérémonies religieuses cruelles; d'être, par leurs migrations continuelles, un des véhicules des maladies infectieuses, dites des « maladies de souche israélite », de répandre partout la malpropreté, on les rendait responsables de toutes les calamités publiques et de tous les fléaux. Le peuple juif était devenu, pour ainsi dire, alors, le bouc émissaire de toute la chrétienté.

Mon but n'est pas de démontrer, dans ma thèse, toute l'injustice de ces accusations et d'en laver les Juifs : leur cause est gagnée au tribunal de la raison et de l'humanité; je veux seulement indiquer comment ce peuple, après de longs siècles d'existence indépendante subit le sort de tant d'autres nations, qui ont perdu leur patrie, comment il a été dispersé, comment il a été haï et persécuté; et comment il ne périt point comme périssent les nations, même les plus puissantes. Le peuple juif conquiert une nouvelle patrie, sans combat, sans effusion de sang. Ses seules armes sont : sa foi, ses vertus, sa morale et sa science,

Exposé Historique

L'hygiène est aussi vieille que la médecine, mais elle s'est longtemps bornée à perpétuer quelques traditions relatives à la santé, à formuler quelques préceptes que les législateurs ont consacrés en les plaçant sous l'égide de la religion, comme Moïse, sous la sauvegarde des lois comme Lycurgue; ou sous celle de la raison seule comme Hippocrate.

La loi de Moïse renferme le premier code d'hygiène publique qui ait été formulé. C'est un monument de sagesse et de prévoyance qui révèle déjà des notions justes sur les principales causes des maladies, dont toutes les prescriptions sont conformes au climat pour lequel elles ont été édictées, ainsi qu'à la vie errante d'un peuple nomade.

Les différentes souffrances et maladies du corps, qui empoisonnent l'existence de l'homme et le mènent même à la mort sont, sans doute, aussi anciennes que la race humaine.

Dans le berceau du peuple hébreux, l'Egypte, la fréquence de ces maladies y fait naître une classe spéciale d'hommes, ayant pour but le traitement de ces maladies. Plusieurs ont cru voir des médecins dans les hommes au service de Joseph, qui embaumèrent le corps de Jacob, son père. Le statut suivant prouve bien que, du temps de Moïse, il existait des personnes occupées à traiter les maladies : « L'homme qui aura blessé son prochain d'un coup de pierre ou d'un coup de poing, le dédommagera du temps perdu, et le fera guérir ».

Plusieurs contemporains de Salomon furent renommés pour leur zèle à rechercher les vertus des plantes; et les proverbes font peut-être allusion à l'art médical, lorsqu'en parlant de la sagesse, ils disent : « Elle sera comme un médicament à ton ventre et une humectation à tes os ».

Les chroniques rappellent aussi que les soins des médecins furent infructueux auprès du roi Asa, attaqué de la goutte. Jérémie se demande s'il n'y a plus de médecins en Galaad? Et Ezéchiel retrace, en ces termes, quelques moyens chirurgicaux de son temps : « Fils de l'homme, le bras du pharaon que j'ai rompu n'a pas été étendu pour recevoir des médicaments, pour être entouré de bandelettes, pour être fortifié, et pouvoir encore empoigner l'épée ».

Enfin, les sentences de Jésus, fils de Sirac, quoique tracées dans les temps postérieurs, deux ou trois siècles avant Jésus-Christ, prouvent l'importance traditionnelle accordée à la médecine par les Hébreux : « Honore le médecin; sa science le fait marcher la tête levée et lui mérite l'admiration des princes. Quand tu te sentiras malade, invoque Dieu, et appelle le médecin, car l'homme prudent ne dédaigne pas les médicaments de la terre ».

Dans les époques plus tardives, les Juifs dispersés ne cessèrent de se livrer à l'étude de la médecine et de l'hygiène auxquelles ils rendirent de grands services. Après avoir familiarisé les Arabes avec les écrits des Grecs par leur traduction syriaque, et après avoir été les premiers médecins des Sarrazins, ils furent aussi les premiers médecins des chrétiens, à qui ils communiquèrent la science des Arabes. Les rois, même les papes, s'adressent à eux; leurs écoles remplirent surtout l'Espagne et la Gaule narbonnaise et donnèrent une vive impulsion aux facultés les plus célèbres de l'Europe. Celle de Montpellier, entre autres, leur doit quelque reconnaissance. Dans ses *Mémoires pour servir à l'histoire de l'École de médecine de Montpellier* (liv. III, p. 68), le professeur Astruc dit :

« Comme il y avait alors beaucoup de Juifs accrédités à Montpellier, où ils avaient trouvé un asile sûr après la destruction de leurs académies de l'Orient, ils s'y maintinrent longtemps dans le droit d'y étudier et d'y enseigner la médecine. Il faut même avouer que c'est à eux que la Faculté de médecine de Montpellier doit une grande partie de la réputation qu'elle a eue dans son origine, puisqu'ils étaient aux dixième, onzième et douzième siècles, presque les seuls dépositaires de cette science en Europe, et que c'est par eux qu'elle a été communiquée des Arabes aux chrétiens ».

Dans l'hygiène, comme dans la médecine, le législa-

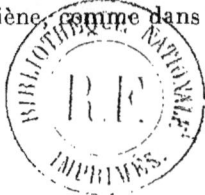

teur hébreu, et après lui les autres savants israélites, ont fait de grandes découvertes. Moïse avait puisé chez les Egyptiens ses première idées sur les conditions de la santé, mais, en ce point comme dans tous les autres, il ne s'en tint pas à leur connaissance; il en tira les vérités nouvelles, appropriées à son objet et à sa situation. Sans doute Moïse ne dicta point ses préceptes sous la forme inspirée plus tard à Hippocrate, qui traite en hygiéniste de l'*air*, des *eaux* et des *localités*, mais il indique avec quel zèle on devait chercher cette première condition extérieure de la vie, le bon air; ici, par l'ordre qu'il établit dans son camp, là par le règlement d'après lequel, dans toute réunion considérable, chaque individu devait porter à sa ceinture un petit pic employé à enfouir aussitôt sous la terre tout ce qui était de nature à répandre de l'insalubrité au loin.

Dans les pages suivantes je tâcherai de montrer comment le peuple hébreu, accusé de tant d'ignorance a compris les règles sanitaires et la sagesse hygiénique.

Les principes médicaux du Talmud [1]

La médecine renfermée dans les traités talmudiques est basée sur la tradition, les idées médicales de l'époque talmudique, la dissection des cadavres humains et sur l'observation des maladies.

La dissection des cadavres humains se faisait par les docteurs talmudiques eux-mêmes. Rab Joudah raconta, que les disciples de rabbi Ismaël ont disséqué une femme qu'un roi païen a fait mourir sur l'échafaud, et ils ont cherché à vérifier les données anatomiques de la tradition. Une reine païenne a fait mourir des esclaves enceintes, et rabbi Ismaël et ses collègues ont examiné les fœtus de ces femmes, pour connaître l'époque exacte du développement des fœtus humains. D'autres disséquaient les animaux pour étudier la structure de divers organes comme rabbi Jérémie qui examinait les

---

(1) *Talmud*, c'est-à-dire discipline, recueil de traditions et des lois, divisé en deux livres qui datent du deuxième siècle. Le Talmud de Jérusalem et le Talmud de Babylone. Le Talmud de Babylone est composé de 21 grands volumes.

tubercules quadrijumeaux chez les oiseaux; rabbi Josué, étudiait la structure des testicules, etc.

L'observation des faits, comme pour les médecins modernes l'observation clinique, était pour les docteurs du Talmud la base principale de leurs décisions médicales Ces pieux docteurs croyaient à l'observation plus qu'à la tradition. Rabbi Abbi pensait qu'une plaie des reins n'était pas une maladie assez grave pour rendre un animal *terephah* (1), car cette maladie n'était pas mentionnée dans sa pathologie traditionnelle.

Rabbi Triphon pensait que l'extirpation de la matrice était une maladie assez grave pour rendre un animal *terephah*. Mais ses collègues lui communiquent l'observation des vaches et des porcs de l'Egypte, auxquels les marchands qui les vendaient pour l'étranger, extirpaient la matrice, pour qu'ils ne pussent pas propager la race dans d'autres pays, et ces vaches et ces porcs se portaient bien après l'opération. Rabbi Triphon se rendit à l'évidence, et il avoua qu'il s'était trompé.

Le célèbre Rab, le plus grand docteur de son époque, trouva que sa pathologie traditionnelle n'était pas suffisante pour décider dans tous les *cas* de maladies et de difformités, si elles sont curables ou non. Il se mit

---

(1) Le **Talmud** appelle *terephah* chaque maladie incurable et rapidement mortelle, qui rend la viande de l'animal nuisible à la digestion.

donc en pension chez un berger, pour dix-huit mois, afin d'étudier les diverses difformités sur les animaux.

Enfin, les docteurs du Talmud ont fait, pratiquement, des expériences et des vivisections pour résoudre certains points douteux. C'est ainsi que rabbi Joudah croyant que la privation du duvet était pour les oiseaux assez grave pour les rendre terephah, rabbi Simon fit une expérience en privant une poule de son duvet, et en la soignant ensuite par la chaleur, et il a réussi à la guérir, le duvet ayant repoussé.

Baba dit que l'albumine se coagule par la chaleur, et que c'est par ce moyen qu'on peut distinguer le blanc d'œuf d'un autre liquide qui lui ressemble par l'aspect.

Dans le Talmud, on trouve les parties les plus essentielles de la médecine moderne, c'est-à-dire l'anatomie et la physiologie Ainsi, nous trouvons, dans la partie consacrée à l'ostéologie, une description presque complète de tous les os de notre corps. On voit, par la connaissance exacte des os du carpe, du tarse, des métacarpiens, des métatarsiens et même des sésamoïdes, que les docteurs du Talmud faisaient des dissections sur des cadavres humains, et ils ne se contentaient pas, comme Galien, des dissections des animaux. On sait que Galien, le célèbre médecin du deuxième siècle, ne disséquait jamais que certains animaux, croyant que ceux-ci sont exactement construits comme les hommes, et il a ainsi commis les grosses erreurs que Daremberg lui reproche dans son *Histoire des sciences médicales*.

On voit, en outre, que les docteurs du Talmud ne se

contentaient pas de la dissection des personnes adultes, mais qu'ils disséquaient aussi des fœtus, puisqu'ils connaissaient les points d'ossification de l'olécrane, des phalanges, du tibia et du péroné. Ils connaissaient donc non seulement les os du corps humain, mais ils savaient aussi comment ces os se développent.

Outre l'ostéologie, on trouve encore des indications précises sur la myologie, l'angiologie et la névrologie.

Quant à la physiologie, les docteurs du Talmud n'ayant pas laissé de traité de physiologie *ex professo*, qui soit arrivé jusqu'à nous, il faut se borner à ces notions physiologiques qu'on trouve éparses dans le Talmud. Il y a un passage talmudique qui énumère les fonctions de divers organes, en attribuant, comme la Bible, l'intelligence au cœur et aux reins, la colère au foie, le rire à la rate. Mais il est évident que ce passage ne nous donne que les idées populaires que les docteurs n'admettaient nullement. Car les docteurs du Talmud mettaient, comme nous, dans le *cerveau*, le siège de l'intelligence.

Comparaison de la médecine du Talmud
avec celle d'Hippocrate.

Quand on compare deux systèmes entre eux, comme rien n'est parfait dans ce monde, on voit qu'aucun d'eux ne se distingue uniquement par des qualités exclusives, mais que chacun d'eux présente aussi des lacunes qu'on ne trouve pas dans l'autre. Tout le monde sait que la collection des livres hippocratiques, livres qu'Hippocrate lui-même et ses disciples ont écrit exclusivement pour les médecins, est remplie de notions médicales très importantes qu'on ne trouve pas dans les sentences des docteurs du Talmud, lesquels ne nous ont laissé aucun ouvrage exclusivement médical. Mais on ne sait pas que le Talmud contient la description, très détaillée, de l'ostéologie, tout un système de pathologie, et des notions précises dans les diverses branches de la science médicale, toutes choses qu'on ne trouve dans aucune des œuvres hippocratiques.

Si, pourtant, le Talmud contient parfois des sentences écrites dans un but médical, des conseils hygiéniques et des méthodes de traitement pour certaines maladies, ou plutôt pour combattre certains symptô-

mes; on doit reconnaître que les passages les plus nom-
breux et les plus importants sont ceux que le Talmud
a rédigés dans un but tout à fait extra-médical, comme
ceux qui concernent les *terephoth*, qui ont pour but,
non pas d'apprendre à guérir un homme ou un animal
d'une maladie, mais d'observer la loi traditionnelle qui
défend de manger la viande d'un animal atteint d'une
maladie incurable et rapidement mortelle, maladie
qu'on appelle *terephah*.

On comprend, qu'en général, un livre, comme la collection hippocratique, écrit dans le but d'apprendre à
soigner les malades, présente des avantages qu'on ne
peut pas trouver dans un ouvrage écrit dans un but
extra-médical et traitant principalement des maladies
des animaux, quoique celles-ci ressemblent assez à
celle des hommes. Tout de même, on peut dire que le
but extra-médical que les docteurs talmudistes ont
poursuivi dans leurs études de la pathologie, a eu aussi
ses grands avantages.

D'abord, on sait que ni Hippocrate lui-même, ni son
école n'ont connu les maladies mentionnées dans le Talmud, ou plutôt, ils ne connaissaient aucune maladie, ils
ne connaissaient que les symptômes. Voici ce qu'a dit
Daremberg dans son histoire des sciences médicales :

« Presque absolument privé des lumières fournies par
l'anatomie et la physiologie, Hippocrate considérait la
maladie comme indépendante de l'organe qu'elle
affecte... Quand un élève de l'école d'Hippocrate avait
bien étudié l'urine, les selles, les sueurs, les crachats,

la respiration, la matière des vomissements ou des déjections alvines, le sommeil, les traits du visage, la
manière de se coucher, les mouvements des mains,
l'état de l'hypochondre, la température du corps, les
dépôts critiques, peu lui importait de savoir précisé-
ment en *quoi consistait la maladie* et quel en était le
siège (p. 109). »

Pour le diagnostic, Daremberg dit :

« Tout en recueillant ces précieuses traces de diagnostic dans la collection (des œuvres hippocratiques),
il ne faut pas oublier que ce diagnostic se rapporte surtout à des maladies extérieures ou chirurgicales (y compris les maladies des femmes), et que le diagnostic des
maladies internes reste une exception dans l'école
d'Hippocrate (pp. 130 et 132). »

En effet, le diagnostic est impossible, quand on
ignore les maladies des organes.

Ainsi Hippocrate lui-même et ses disciples, ainsi que
les autres médecins de son époque, ne savaient pas du
tout ce que c'est qu'une maladie; ils connaissaient seulement les symptômes. Mais les docteurs du Talmud, en
s'occupant des animaux, ne pouvaient pas se contenter
de l'étude des symptômes.

Ce n'est pas une école de vétérinaires qu'ils voulaient
fonder. Le traitement des animaux n'avait donc pas
d'importance car si un animal malade n'a pas de maladie organique, quoiqu'il présente des signes évi-
dents d'une mort prochaine, ce que le Talmud appelle

3

messoukhenefh il est permis de le tuer et d'en manger
la viande. Ce qui est défendu, c'est de manger la viande
d'un animal affecté d'une maladie organique incurable
et rapidement mortelle. C'étaient donc les maladies des
viscères qu'il fallait étudier, comme le font les médecins de nos jours.

C'est ainsi que les médecins païens, qui n'avaient pas
de but religieux dans leurs études médicales, se sont
tous égarés dans leurs recherches, et ils ne savaient
jamais ce que c'était qu'une maladie; et c'est le but religieux que poursuivaient les docteurs du Talmud, qui
les a conduits sur la véritable voie de la science.

Principes de l'Hygiène des anciens Juifs

Il existe une solidarité étroite entre les intérêts moraux et les intérêts matériels de l'homme; l'utile est si constamment et si nécessairement uni au bon que ces deux éléments ne peuvent être radicalement séparés dans l'hygiène, c'est-à-dire dans la science qui a pour objet d'assurer l'évolution régulière et le fonctionnement normal des organismes individuels, la conservation et l'amélioration des races.

Moïse, sans les disjoindre, donne la prédominance à l'élément moral, mais il met à la base des intérêts matériels deux principes généraux : le premier est le principe qui concerne les règles alimentaires; l'autre, est celui qui regarde les habitudes extérieures, l'hygiène des vêtements et des habitations, la propreté du corps et enfin les règles de l'hygiène sexuelle.

Avant d'arriver au chapitre d'alimentation proprement dit, je veux en quelques mots indiquer les avantages hygiéniques de la manière juive de tuer les animaux pour en manger la chair; ce procédé porte le nom de *schechitah*.

Il y a longtemps que les membres des sociétés protectrice des animaux attaquent cette méthode, et grâce à leurs critiques on a même défendu la schechitah dans certains pays comme la Suisse et la Saxe. La question qui nous intéresse est de savoir si la chair des animaux tués par la schechitah répond aux conditions exigées par les lois d'hygiène. Eh bien! si nous admettons actuellement que c'est le sang qui contient les principaux éléments nutritifs de nos organes et que c'est lui qui régularise toutes les grandes fonctions vitales, on doit aussi admettre que chez l'animal abattu, c'est le sang qui, tout d'abord, présente des foyers d'altération cadavérique. Pour éviter l'infection par la viande, on reconnait aujourd'hui que les animaux doivent être bien saignés avant d'être livrés à l'alimentation. La viande de l'animal mal saigné est exposée beaucoup plus facilement à la décomposition et aux phénomènes d'altérations putréfactives qui donnent à la viande la couleur, l'odeur et la consistance de la viande malade. Or, la manière de schechitah consiste dans l'évacuation brusque du sang par la section des veines jugulaires et des carotides. Par cette méthode, l'animal meurt promptement et sûrement d'hémorragie; presque tout le sang est évacué de l'organisme et on évite alors la décomposition hâtive de la viande.

Par la schechitah les législateurs hébraïques ont voulu interdire au peuple l'usage du sang, et de prévenir la coutume sauvage des autres peuples anciens, qui consistait à sucer une partie du sang de la victime avant de la tuer.

Les précautions sanitaires s'étendent dans la schechitah à l'animal lui-même. On rejette ceux qui sont morts naturellement ou qu'un autre animal avait privé de la vie. Les docteurs talmudistes considèrent comme impurs et impropres à l'alimentation les animaux dont les poumons sont *adhérents aux côtes*, alors même, que ces adhérences résulteraient d'une maladie de la côte; la viande doit être rejetée, elle doit l'être quand bien même les adhérences n'existeraient qu'entre les divers lobes des poumons, ou si le sacrificateur constate la présence de *boutons disséminés* à la surface des poumons.

Le poumon doit être insufflé et l'expansion de l'organe doit être complète pour que l'animal soit accepté; chaque fois que le sacrificateur constatera, en usant de ce procédé d'insufflation, une rupture d'une partie du poumon, par laquelle l'air puisse s'échapper, il devra considérer la viande comme impure.

Afin d'éviter toute chance d'erreur dans cette investigation, ajoute un des talmudistes, le poumon doit être insufflé sous l'eau S'il y a une rupture, l'air qui la traversera formera des bulles à la surface du liquide.

L'eau employée à cet usage ne devra être ni trop chaude, ni trop froide, afin d'éviter la rétraction des tissus qui pourrait fermer momentanément l'ouverture accidentelle.

Ces prescriptions sont encore observées aujourd'hui par les Israélites fidèles à la loi; et des sacrificateurs vont dans les abbatoirs en surveiller l'exécution.

Comme on voit, la loi mosaïque devançait la science moderne de plusieurs milliers d'années, en notant dans ses préceptes des lois préventives de la tuberculose. Car, si ces adhérences des poumons aux côtes ou des lobes pulmonaires entre eux peuvent reconnaître d'autres causes que la présence des tubercules, celle-ci est de beaucoup la plus commune; et si ces adhérences peuvent se rencontrer sans tubercules, on rencontrera très rarement des tubercules sans adhérences. C'est donc un moyen facile, pratique, à la portée des ignorants, pour écarter de l'alimentation la viande des animaux tuberculeux.

Pour plus de sûreté, la loi, en dehors et en l'absence même de ces adhérences, déclare impurs, inaptes à servir de nourriture, les animaux dont les poumons présentent des *boutons* disséminés à leur surface. Le mot bouton est la traduction, en langage vulgaire, du mot tubercule.

Maintenant, je vais tâcher de comparer la méthode juive, de tuer les animaux, avec celle proposée par les protecteurs modernes des animaux. Ceci fera connaître les avantages et les inconvénients de chacune d'elles au point de vue médical et physiologique.

Les Israélites, en tuant les animaux pour les besoins alimentaires, se proposaient, depuis l'époque tamudique ou mosaïque, un double but à remplir :

I. — Chez les nations barbares de l'antiquité, il était assez commun de manger des morceaux de l'animal sans le tuer. C'était défendu chez les Hébreux, sous le nom de *eber min ha-chay*. C'était là, dans le Judaïsme, la défense la plus grave qui existe, car les Juifs avaient pour cet acte la plus grande horreur. Ce qui prouve que la défense de manger des morceaux d'un animal non tué était considérée par les Hébreux comme la plus grave de toutes les défenses, c'est qu'elle est, de toutes les cérémonies juives, la seule que le Talmud impose aux païens convertis au monothéisme, en la considérant comme applicable à toutes les nations qu'il désigne par le nom de fils de Noé.

Il résulte de tout ce que je viens de dire, que les Hébreux attachaient une grande importance à arriver d'abord à ce but principal, d'avoir la plus grande certitude de la mort prompte de l'animal. Or, tous les animaux terrestres, pour continuer leur vie animale, ont besoin de deux organes, dont l'un prend du dehors l'air qu'il respire, et l'autre reçoit la nourriture qu'il digère. On avait donc pensé qu'en coupant les deux conduits, la mort serait la plus assurée; de là le précepte formel de couper la *kanah*, la trachée, et le *veschet*, l'œsophage. Nous savons maintenant que les plaies de la trachée et de l'œsophage sont loin d'être toujours les plus sûrs moyens d'assurer la mort rapide, et que ces plaies peuvent même guérir. Mais, non seulement on ne peut pas en vouloir aux talmudistes de ce que la médecine était moins avancée à leur époque qu'elle ne l'est de nos jours, mais encore on peut ajouter, qu'en fait, les talmudistes ne se sont pas trompés, et que leur méthode se trouve en réalité être le plus sûr moyen de la mort rapide; puisque l'opération, faite d'après les préceptes thalmudiques, amène nécessairement la plaie des veines jugulaires et des carotides, et l'animal meurt sûrement et promptement par l'hémorragie, s'il ne meurt pas encore plus vite par l'asphyxie, quand le sang vient à boucher la trachée et à empêcher ainsi l'entrée de l'air dans les poumons.

II. — Le deuxième but à atteindre, était de diminuer autant que possible, les souffrances de l'animal, et pour atteindre ce but, les talmudistes ont imaginé les préceptes suivants :

Il faut tuer l'animal, suivant les trois préceptes de la chirurgie moderne : opérer *cito*, *tuto* et *jucundè*, vite, d'une manière sûre, et de diminuer les souffrances. Or, l'opération chez les Juifs doit se faire aussi vite que possible, sous peine d'avoir une viande défendue sous le nom de *schya* (retard).

L'opération doit se faire par un mouvement de va et vient, et non pas en pressant ou en piquant; de cette façon, on coupe sans le vouloir, en même temps, les vaisseaux sanguins, et l'animal meurt plus sûrement et plus rapidement par hémorragie. La défense d'agir autrement est connue sous le nom de *drassah*, du verbe *daras*, presser.

Enfin, pour diminuer les souffrances de l'animal, les thalmudistes ont prescrit de couper les organes et ils ont défendu de les arracher. Les instruments doivent présenter un tranchant irréprochable, pour qu'ils coupent aussi bien que possible, rapidement et sûrement.

Arrivons maintenant à la méthode proposée par les Sociétés protectrices des animaux, qui consiste à assommer l'animal et à le tuer par la commotion cérébrale.

Or, nous savons, que dans l'encéphale il y a trois parties distinctes, dont l'une est spécialement affectée au sentiment, l'autre est spéciale aux mouvements, et la troisième enfin préside à l'intelligence sans participer aux fonctions de la sensibilité ni à celles de la motilité. Ces parties qui président à l'intelligence s'appellent *régions tolérantes*, parce qu'elles supportent la pression et l'irritation de toutes les tumeurs qui peuvent se trouver dans le cerveau, sans causer la moindre souffrance.

Si les parties nerveuses sont frappées par un instrument destructeur avec la force la plus grande possible, ces parties sont détruites et leurs fonctions sont complètement abolies. Si l'action de l'instrument destructeur n'est pas assez forte pour amener une destruction complète au premier choc, les parties sont irritées et produisent d'abord des symptômes d'excitation, comme les convulsions, les douleurs atroces, selon la nature de la partie atteinte. Dans la commotion, très souvent, on ne trouve aucune altération dans l'encéphale, quand on en fait l'examen après la mort, on ne peut donc pas savoir quelle est la partie qui était le plus fortement atteinte par la commotion pendant la vie.

Il en résulte que, dans la méthode des Sociétés protectrices des animaux, qui est celle de la commotion cérébrale, il n'y a aucune certitude que l'animal ne souffre pas, et il est même très probable qu'il souffre **beaucoup**.

Dans la méthode juive il n'y a aucune hésitation, aucune incertitude. On sait, de la façon la plus positive, que la sensibilité, par conséquent aussi la souffrance, ne se rencontre que dans les nerfs (sensitifs ou mixtes) et dans le système nerveux central (encéphale et moelle épinière). Or, les Israélites ne touchent aucune de ces parties, et une fois la peau coupée, il n'y a plus de douleur.

En résumé, on peut dire que la schechitah est une méthode parfaite, tant au point de vue hygiénique qu'au point de vue médical.

Prescriptions hygiéniques relatives
à l'alimentation.

Le régime alimentaire ne pouvait échapper aux prescriptions du législateur hébreu; il ne pouvait ignorer les effets de l'alimentation sur la constitution des individus comme sur l'avenir physique d'une nation. Dans le tableau qu'il a tracé des évolutions du genre humain jusqu'à son époque, il nous fait voir l'homme passant de la nourriture la plus simple à la multiplicité des aliments, mais pris encore en grande partie parmi les végétaux, auxquels il ajoute le lait. Plus tard, l'organisme est devenu plus exigeant, et il lui a fallu plus de viande : à celle-ci sont venues s'ajouter les liqueurs fermentées, et de nouveaux mets ont pris place sur la table. La diététique mosaïque établit la régularité du régime et on peut attribuer à ce régime, fidèlement observé, de générations en générations, l'immunité singulière dont les Juifs ont souvent joui dans des épidémies meurtrières, et qui, au Moyen âge, attirait sur eux les accusations les plus absurdes, les persécutions les plus atroces.

On sait que chaque aliment, quel qu'il soit, agit de deux manières : en excitant l'estomac par sa présence et par les principes qu'il renferme, et en fournissant au sang des sucs nutritifs que le sang apportera aux divers organes. Le choix des aliments est une des choses qui contribue le plus à la santé. Des viandes dures, pesantes, par exemple, ne peuvent que déranger l'économie animale.

Ainsi, le grand législateur hébreu indique avec soin les animaux dont il sera permis de faire usage. Cette idée des maladies parasitaires et infectieuses, qui a conquis une si grande place dans la pathologie moderne, paraît l'avoir vivement préoccupé; on peut dire qu'elle domine toutes ses prescriptions hygiéniques. Il divise les animaux en *purs* et *impurs*, c'est-à-dire bons ou mauvais à manger. Il fait cette distinction entre les animaux ruminants ayant le pied fourchu, l'ongle divisé, et ceux à qui ces conditions ou l'une d'elles manquent. Les premiers comprennent le bœuf, le mouton, le chevreau, le daim, etc., c'étaient les viandes permises. Il défendit le chameau, à chair fade et pesante, le lapin, le lièvre et surtout le porc; en un mot, tous les animaux qui sont particulièrement envahis par des parasites et dont la chair peut contribuer à causer ou à entretenir les maladies, surtout dans les climats chauds. Certaines parties des animaux dits purs sont aussi exclues de l'usage, suivant les lois de Moïse, comme les graisses et le sang. On sait, en effet, que la graisse est un aliment peu digestible qui répugne à beaucoup d'estomacs; en outre, la graisse enveloppe des ganglions lymphatiques qui sont souvent dépositaires de germes **parasitaires**.

Mais la défense la plus formelle est de prendre le sang pour nourriture. « Tu ne mangeras pas le sang qui est l'âme de toute chair; tout homme qui aura mangé du sang, sera retranché de son peuple ».

Cette défense rigoureuse est souvent répétée dans la Bible; le législateur voulait, sans doute, que son peuple apprît à respecter le sang des hommes dans le sang des bêtes. Mais, outre le motif religieux, cette loi était, en partie, diététique. Le sang, en effet, serait un aliment peu sain, surtout pour ceux qui en feraient leur nourriture habituelle. On sait à quelles maladies sont sujet les Tartares qui boivent le sang de leurs chevaux. Celui du taureau passait pour poison; les Athéniens le donnaient aux criminels condamnés à mort.

Quant aux autres aliments, le régime lacté était très conseillé par Moïse.

Le pays d'Israël, quoique produisant avec abondance du vin et des fruits est appelé par lui, la terre *du lait et du miel*. De beaux troupeaux en fournissaient d'excellente qualité. Le lait est encore, aujourd'hui, un des meilleurs aliments à donner aux personnes atteintes de maladies de la peau rebelles.

Aucune prohibition n'atteignait les légumes, tandis qu'on en comptait plusieurs en Egypte.

L'eau mérite le titre de premier et de plus puissant digestif.

L'usage du vin n'était pas proscrit par Moïse; il en signala l'excès comme un vice odieux. La face des personnes qui s'y adonnent atteste l'influence qu'elle exerce sur les maladies cutanées.

L'obligation formelle de se laver les mains avant et
après les repas, qui est également consignée dans le
Talmud, est évidemment inspirée par la pensée que
des principes nuisibles peuvent adhérer à la surface de
la peau et pénétrer dans les voies digestives avec les aliments. Ce précepte était d'autant plus important que,
selon toute probabilité, à cette époque, les mains te-
naient lieu de fourchette, comme cela est encore en
usage parmi les Arabes. Nous en avons d'ailleurs, un
témoignage dans les Evangiles où nous lisons qu'à la
dernière Cène, le Christ, pour désigner Judas, dit :
« Celui qui met les mains avec moi dans le plat ».

Hygiène des habitations et des vêtements

La crainte des principes contagieux ou des miasmes, cette intuition prophétique des microbes à travers les siècles, se retrouve encore dans l'hygiène des habitations et des vêtements.

Pour bâtir leurs demeures, les anciens Hébreux choisissaient de préférence le penchant des collines. Ils les exposaient en général au levant, point cardinal le plus favorable à l'introduction du bon air, et vers lequel était tournée la principale entrée du pavillon sacré. Pour y trouver la fraîcheur, on faisait du rez-de-chaussée, l'habitation ordinaire; les fenêtres se fermaient avec des treillis et des rideaux; pendant les chaleurs de l'été, on couchait à l'abri d'une tente sur les toits disposés en terrasse. Les appartements des femmes et ceux des hommes étaient séparés.

L'ancien législateur hébreu connaissait aussi les différentes maladies engendrées par les habitations et surtout ces taches aux moisissures qui se produisent si souvent sur les murs des habitations humides et qu'il appelait « lèpre des maisons ».

A propos de cette maladie, nous trouvons dans la *Lévitique* le passage suivant, très caractéristique :

« Quand le propriétaire d'une maison aperçoit sur les murailles quelque chose qui ressemble à la lèpre, il en préviendra le prêtre qui lui ordonnera de faire vider la maison et viendra après l'examiner. S'il remarque sur la muraille des taches creusées de petites excavations verdâtres ou roussâtres, il fermera la maison pendant sept jours avec défense d'y entrer. Le septième jour, il reviendra la visiter; et s'il trouve que ces taches sont étendues, il ordonnera d'arracher les pierres infectées de cette lèpre et de les *jeter hors de l'enceinte de la ville*, dans un lieu impur. Il fera aussi racler au-dedans les murailles de la maison tout autour, et jeter en un lieu souillé, hors de la ville, la poussière qui sera tombée en les raclant. Mais si, après ces opérations, la lèpre y reparaît et se répand encore, le prêtre fera alors démolir cette maison, et on emportera les pierres, les pièces de bos et toute la poussière hors de la ville, dans un lieu impur. »

Or, comme on peut le supposer aujourd'hui, l'expression de « lèpre des maisons » se rapporte évidemment à ces productions cryptogamiques, qu'on observe sur les murailles, dans les lieux humides, dans les caves, dans un grand nombre de rez-de-chaussées. Ces habitations humides sont, comme l'a démontré la médecine moderne, une cause fréquente des maladies articulaires, et surtout du rhumatisme. Moïse était évidemment convaincu de leur action nocive, puisqu'il défendait d'habiter des maisons qui contenaient des cryptogames. Il croyait qu'ils renfermaient des spores qui pouvaient se propager et nuire à ceux qui les absorberaient, car il voulait que la raclure de ces enduits fut jetée hors de l'enceinte de la ville; et, si ces cryptogames se reproduisaient, la maison devait être démolie et tous les matériaux, y compris la poussière de la démolition, devaient être emportés hors de la ville. Comme les habitations, les rues de la ville ont été aussi sanitairement surveillées par les autorités. Les matières usées ont été éloignées tout le jour hors de la ville.

Les morts sont inhumés dans la même journée de leur décès, pour ne pas faire respirer les vivants au milieu de la décomposition des cadavres.

En général, la préservation de l'air de toute contamination, était un des points des plus importants dans l'hygiène juive. On sait, en effet, que la contamination de l'air dans les grandes agglomérations, se produit à cause de la décomposition des matières organiques et surtout des produits des déjections. Plus les agglomérations sont considérables, plus l'espace qu'elles occupent est resserré, et plus le danger de la contamination de l'air devient menaçant. C'est ce qui arrive pour les armées en campagne; l'accumulation près des tentes qu'habitent les soldats, des produits excrémentiels des hommes et des animaux, ont eu une part certainement grande dans le développement des épidémies typhiques et dysentériques, qui ont souvent décimé ou même détruit les armées. Et à ce propos, un hygiéniste français bien connu, Michel Lévy, a déclaré que, si certain précepte hygiénique indiqué par Moïse avait été observé, en 1854, dans les camps de Varna et de Crimée, on y aurait compté un grand nombre de cas d'infection de moins; et l'on sait combien furent désastreux les ravages des maladies provenant de cette source.

Or, pour prévenir ces désastres, Moïse ordonne aux Israélites « de choisir hors du camp, un lieu destiné à la satisfaction des besoins naturels. Ils doivent porter à leur ceinture un bâton pointu, ils s'en serviront pour faire un trou dans le sol, et après y avoir déposé leurs déjections, ils les recouvriront de terre ».

Les précautions sanitaires s'étendaient aussi aux vêtements. Les vêtements des Hébreux étaient de laine, de lin, de coton.

Les vêtements des hommes se composaient d'une tunique et de larges caleçons qui touchaient immédiatement le corps. La tête était recouverte d'une espèce de tiare, à la façon des Perses et des Chaldéens, pour éviter l'action trop vive du soleil sur le crâne.

Les femmes portaient des robes d'étoffes fines et dessinaient leur taille avec des ceintures de soie. Dans les reproches de vanité qu'Isaïe adresse aux filles de Sion, il ne dit pas qu'elles se serrent à perdre haleine. Si les vêtements trop lâches sont nuisibles à la beauté, rien de plus dangereux pour la santé, et pour la régularité même des formes, qu'une compression excessive. Les femmes couvraient leur chevelure de bonnets ou d'une mitre, à laquelle s'attachait un voile qu'elles rejettait à volonté. Moïse accusait les vêtements de servir de véhicules à des principes morbigènes, et pour cette raison, il ordonne des mesures de nettoyage des vêtements après ou pendant une maladie quelconque, et dans certains cas même, il veut qu'on brûle les vêtements. C'est peut être la première fois qu'on voit dans l'histoire, les vêtement incriminés comme pouvant servir de véhicules à des principes morbigènes, quoique cette idée dut être beaucoup plus ancienne; nous la retrouvons d'ailleurs exprimée dans la mythologie, à propos de la tunique de Nessus.

L'Hygiène sexuelle

Il y a, dans l'hygiène de la femme un point d'une importance capitale : c'est la régularité de la fonction cataméniale, qui doit s'accomplir dans le calme et le repos. Cette fonction est, en quelque sorte, le balancier de l'organisme féminin; les troubles qu'elle subit deviennent les causes prédisposantes ou occasionnelles, souvent même les causes directes d'une foule de maladies. Un grand nombre d'affections de l'appareil utéroovarien peuvent être imputées à des imprudences commises pendant la période menstruelle. Personne n'ignore que durant les retours périodiques une excitation intérieure, une sensibilité extrême rendent la femme plus propre à recevoir certaines impressions et à les communiquer.

Le législateur hébreu se proposa d'éviter la chance des maux auxquels l'époux serait exposé sous le ciel brûlant, et les autres conditions sanitaires de la Syrie. Il voulut surtout par ses lois, affirmer et fortifier le respect de la période menstruelle. Moïse veut que pendant sa durée, la femme soit isolée, afin d'éviter toute excitation, qui peut réagir d'une manière nocive sur l'organe utéro-ovarien et troubler le repos qui lui est nécessaire.

Il décréta donc que pendant le septenaire où ce mouvement a lieu, on la considérerait comme *impure*, c'est-à-dire, dans notre langage actuel, comme insalubre. Elle devait, en conséquence, rester dans ses appartements particuliers; le mari ne pouvait s'approcher de son lit, ni la toucher de la main, sans recourir ensuite à une ablution, et sans s'abstenir du simple contact avec qui que ce fut, durant le reste de la journée. Bien plus, afin de mieux faire sentir la gravité d'un délit intérieur contre lequel on ne saurait imaginer d'autre dénonciateur que la femme elle-même, il menaça de la censure des magistrats, de la suspension des droits pour un certain temps, et de la tendance naturelle vers une mort prématurée, l'homme, qui, sans respect pour le vœu de la loi, ne mettrait pas un frein à ses désirs.

Au huitième jour, l'épouse se purifiait dans un bain, et allait offrir deux tourterelles en sacrifice. S'il était survenu quelque accident d'un caractère douteux, elle prolongeait la séparation de sept autres jours.

Dans l'exagération de ces préceptes, Moïse montre la connaissance qu'il a de la nature humaine : pour obtenir le nécessaire, il faut quelquefois aller au delà, surtout chez des peuples ardents et passionnés comme les races asiatiques, auxquels, il est souvent plus facile de se priver que de garder la mesure dans l'usage, d'éviter l'occasion, que de lui résister.

Pour les nouvelles accouchées, Moïse a tracé également un certain nombre de règles hygiéniques. Elles sont déclarées impures pendant un ou deux septenaires; elles étaient dispensées d'aller à l'assemblée et d'entrer dans le temple avant le trente-troisième ou le soixante-sixième jour, selon qu'elles avaient donné naissance à un garçon ou à une fille. Les motifs de cette distinction venaient probablement du préjugé répandu chez les anciens, que les suites de couches pour l'une étaient plus pénibles que pour l'autre.

Pour la santé du nouveau-né, la loi fait l'obligation à la mère de l'allaiter elle-même. Durant le cours de l'allaitement, il était recommandé aux mères d'apporter le plus grand soin à leur alimentation, de ne rester jamais le sein découvert; de ne jamais tenir l'enfant tout nu, ni pendant la nuit, ni pendant le jour. Pendant le premier âge, le précepte disait de ne pas le laisser aller nu-pieds ou sans rien sur la tête; de ne l'exposer ni dans les lieux trop échauffés par le soleil, ni à la clarté humide de la lune; de le lever de très bonne heure, et de le baigner souvent.

Durant les huit premiers jours, depuis la naissance, les enfants mâles recevaient la circoncision. Sur cette coutume, je veux m'arrêter un peu plus longuement.

Circoncision

Il est une pratique instituée par Moïse, et dont la valeur hygiénique a été constatée avec plus de raison; c'est la circoncision, stigmate héréditaire des enfants d'Abraham, marque étrange, si nous l'envisageons avec nos habitudes et nos idées du vingtième siècle, de l'alliance que Jéhovah a conclu avec eux.

La première circoncision que la Bible mentionne et qui fut faite par Abraham, remonte à 1900 ans avant l'ère commune. Bien longtemps après, Hérodote et Strabon nous apprennent qu'elle fut commune aux Egyptiens et aux Ethiopiens. Pour être initié aux mystères de l'Egypte, Pythagore dut s'y soumettre.

Au point de vue hygiénique, la circoncision a des grands avantages, surtout dans les pays chauds, où les affections du tégument externe sont très communes.

Ces affections, comme on le sait, se développent surtout dans les régions où les sécrétions sont le plus abondantes et se montrent d'autant plus fréquentes, que les soins de propreté sont moins exactement observés. Dans ces conditions, l'utilité de cette pratique, est hors de doute; elle facilite l'évaporation nécessaire et éteint l'irritabilité trop vive. Les médecins militaires qui ont exercé dans le corps de troupes et qui y ont passé, ce que l'on appelle des revues de propreté, comprennent très bien l'utilité de la circoncision. On ne saurait s'imaginer, en effet, dans quel degré de saleté, la plupart des soldats laissent leurs parties génitales et particulièrement le gland, lorsqu'il est entièrement recouvert par le prépuce; entre le prépuce et le gland s'amasse la matière sébacée, jusqu'à former des couches épaisses et blanchâtres qui tapissent entièrement l'extrémité du pénis,

La circoncision est une très bonne méthode prophy-
lactique, contre la transmission des maladies contagieuses par les rapports sexuels. Peut-être aussi pré-
vient-elle des affection prurigineuses, qui peuvent
devenir une cause d'excitation et d'habitudes vicieuses,
contractées parfois d'une manière inconsciente. Chez
les israélites, ces dangereuses habitudes sont assez rares.

Enfin, je veux indiquer que Moïse n'ignorait pas l'hé-
mophilie dont on a pu considérer la découverte comme
récente, et, malgré l'importance que la religion israélite attribue au rite de la circoncision, il dispensait les
hémophilitiques de cette opération.

On peut alors conclure que la circoncision n'est pas
une méthode barbare, comme le prétendent beaucoup,
et que son influence était loin d'affaiblir ou de vicier
les forces naturelles.

Dans la pratique chirurgicale, la circoncision est
reconnue utile dans un certain nombre de cas. L'im-
perforation congénitale du prépuce chez les enfants
nouveaux-nés nécessite une circoncision immédiate; on
la pratique encore dans les cas de phymosis prononcé,
surtout si cette infirmité provoque des inflammations
répétées et rebelles du gland, ou s'il y a présomption
d'infécondité, occasionnée par ce vice de conforma-
tion.

Quant au procédé opératoire de la circoncision, il
est variable dans chaque pays, mais les procédés israélites et musulmans se recommandent par leur grande
simplicité. Ce procédé exige trois temps : couper le pré-

puce (*milah*), en déchirer le reste (*periah*) de manière
à bien découvrir le gland et sucer le sang (*metzitzah*);
ensuite on met sur la plaie une pommade et du cumin
trituré: on emploie aussi un mélange de vin et d'huile
pour la plaie; enfin on enveloppe le gland jusqu'à la
couronne.

Si l'enfant est trop anémique ou congestionné, il ne
faut pas faire la circoncision avant la guérison.

Enfin notons encore que les docteurs du Talmud voulaient que la circoncision se fit par un médecin. S'il n'y
a pas de médecin juif, les pieux docteurs du Talmud
voulaient que la circoncision fut faite par un médecin
païen, et non par un juif qui n'est pas médecin.

Observations talmudiques des faits rares, difformités.

On trouve dans le Talmud (traité Bekhoroth), la description d'un grand nombre de difformités chez les
hommes et chez les animaux. Ils ont observé chez les
animaux, ce qu'on observe chez les hommes, que les
testicules s'arrêtent parfois dans la cavité abdominale.
Ils parlent en divers endroits des hermaphrodites dans
l'espèce humaine et chez les animaux, dont ils connaissaient deux classes, les *andraginos*, ceux qui présentent les signes de deux sexes à la fois, et les *toumtoum*,
ceux qui n'en présentent aucun.

On trouve dans un endroit du Talmud (traité Jeba-

moth), qu'un docteur admit la possibilité du séjour
d'un fœtus dans l'utérus pendant plus de neuf mois,
même jusqu'à douze mois. On peut lire une observation
analogue de « grossesse prolongée » dans un journal
de médecine *Le Praticien* (10 mars 1829, p. 123).

« Il s'agit d'une dame qui accoucha le *7 décembre*
dernier, d'un enfant mâle, fort et vigoureux, d'une
taille et d'un poids beaucoup au-dessus de la moyenne.
Le travail traînant en longueur, on appela M. Duncan,
qui termina l'accouchement avec le forceps. Il se rap-
pela alors qu'environ quatre mois auparavant, il avait
vu la malade, et qu'à en juger par le volume de son
ventre, il la croyait alors complètement à terme. Naturellement fort étonné, il interrogea la dame, et voici
ce qu'elle lui apprit :

Ses règles avaient cessé depuis le 15 *janvier;* elle avait
senti remuer l'enfant dès le commencement ou le milieu
de *mai;* elle pensait accoucher du 15 au 21 *octobre.* Ce-
pendant, ainsi qu'on vient de le voir, elle n'accoucha
que le *7 décembre.* Son ventre avait pris des dimensions
énormes, qui auraient pu permettre de conclure à une
grossesse multiple. Elle avait déjà eu trois enfants : elle
avait porté le premier pendant *trois cents* jours, le
second et le troisième environ *deux cent quatre-vingt-
cinq* jours. Quant à la quatrième grossesse, elle aurait
eu une durée précise de *trois cent vingt-cinq* jours, en
comptant à partir de la cessation des règles. »

Cette observation confirme donc l'observation du
Talmud.

Prophylaxie des maladies contagieuses

Les fléaux morbifiques et les maladies les plus redoutables étaient autrefois beaucoup plus fréquentes que de nos jours, par la raison surtout que la faiblesse des populations laissait dans un état sauvage et malsain des terrains immenses.

L'ardente chaleur, le sol fangeux, les débordements du Nil, semblent avoir fait de l'Egypte un des principaux foyers des maladies contagieuses et pestilentielles. Ces affections nous ont été signalées par Moïse sous le titre de *maladies grandes, malignes, effrayantes;* elles éclatèrent à l'état épidémique pendant les dernières années du séjour des Hébreux dans ces régions.

L'opinion de la Bible sur les causes des maladies paraît de prime abord purement théologique. D'après la Bible, la maladie sporadique d'un individu comme les épidémies atroces d'un peuple entier, sont considérées comme le châtiment de Dieu pour les péchés des hommes.

Pourtant, en étudiant les lois de l'impureté rituelle, on peut se persuader que le législateur se guidait, outre le point de vue théologique, sur les maladies et sur leur pouvoir contagieux. Car, au fond de ces lois on reconnaît manifestement l'idée de la prophylaxie contre les infections et la tendance du législateur de mettre en garde la population contre les contagions. Chaque objet touché par les mains du malade devient infecté, car les mains de ce malade pouvaient être infectées. Tout objet qu'on supposait empreint de quelque mauvais miasme, le cadavre de l'homme et des animaux, les ossements, les pierres des tombes et toute personne affligée d'une éruption soudaine de la peau ou de quelque autre affection appréciable à l'œil, étaient déclarés *directement impurs* ou insalubres.

Les tissus de chanvre, de laine, de lin et tout ouvrage de pelleterie, devenaient *indirectement* impurs dès qu'ils avaient été mis en contact avec des objets ou des personnes. Les vases de terre ou de bois qui se trouvaient dans la tente où un homme était mort, contractaient aussi la souillure, s'ils étaient dépourvus de couvercle, par la crainte qu'il ne s'y fût introduit quelque substance, quelque émanation à redouter.

Les personnes étaient taxées d'impureté indirecte, par le simple contact avec l'individu ou la chose suspects.

Les immersions dans l'eau, c'est-à-dire des mesures incessantes de propreté, détruisaient cette impureté accidentelle. Il fallait de plus s'abstenir de tout rapport immédiat avec autrui, d'embrasser ses enfants, de toucher la main à ses amis, pendant la durée du jour où l'on s'y était exposé, et quelquefois pendant plusieurs jours.

Les maladies les plus redoutables, auxquelles le peuple juif, comme d'ailleurs toute l'humanité, a payé un large tribut étaient : la peste et la lèpre.

On ne trouve pas dans la Bible une description détaillée de la peste. La lèpre, au contraire, était très bien étudiée et décrite par le législateur hébreu. Pour savoir exactement sous quelles formes atroces se présentait autrefois la lèpre, il suffit de lire le passage suivant du voyageur Maündrelle dans son « Voyage d'Alep à Jérusalem » :

« La lèpre est une maladie terrible, où successivement et par degrés, la peau semée de taches rouges ou noires se durcit, se ride et se crevasse avec d'insupportables démangeaisons; ou le nez s'enfle, les oreilles s'épaississent, le visage se déforme, la bouche exhale une odeur infecte; ou enfin les jointures des pieds et des mains, tuméfiées, se couvrent d'abcès et d'ulcères incurables, les ligaments se détruisent, et les membres tombent les uns après les autres, jusqu'à ce que le tronc n'offrant plus que le dernier degré de la corruption humaine, le mourant termine, dans les souffrances, des jours passés dans la stupeur ou dans l'angoisse. »

Un mal de cette nature ne pouvait manquer d'attirer l'attention du législateur. Aussi prend-il les plus sûrs moyens prophylactiques pour arrêter la contagion. Il recommande d'abord les plus grandes précautions : « Garde-toi, dit-il, avec un soin extrême de toute plaie de lèpre, évite tout ce qui peut t'attirer cette cruelle maladie et sépare-toi des lépreux. Le lépreux en qui est la plaie, aura ses vêtements déchirés, sa chevelure sera en désordre, il sera couvert jusqu'aux lèvres et criera : impur, impur! »

Pour obliger les Hébreux à cette séparation par des motifs de religion et de conscience, toujours plus puissants que toutes les menaces des lois purement civiles, il déclare les lépreux lévitiquement impurs, de sorte que quiconque les touchait, devenait impur lui-même. Par conséquent, privé de la participation au culte et aux repas sacrés, et exclus de la société des autres citoyens, jusqu'à ce qu'il se fût purifié, La crainte de cette impureté légale, si gênante dans le commerce de la vie, devait les tenir sans cesse sur leurs gardes, et par là prévenait une fréquentation dont la complaisance aurait fait négliger le péril.

D'ailleurs, aussitôt qu'une éruption quelconque éclatait, la personne atteinte se présentait devant les sacrificateurs, qui avaient la charge spéciale d'examiner attentivement jusqu'à quel point le mal se rapprochait ou se différenciait de ceux dont que l'on redoutait le plus. Lorsqu'il y avait doute, on prescrivait d'éviter le contact pendant sept jours. Ce temps expiré, l'individu redevenait sain, si les symptômes paraissaient amendés; on lui ordonnait un nouveau séquestre s'ils restaient stationnaires. Enfin, pour les cas d'affection lépreuse, on le déclarait tout à fait souillé, dès que les signes matériels désignés dans la loi se découvriraient à la vue, c'est-à-dire si la peau et les poils changeaient de couleur, si la partie malade est très déprimée, si la chair vive se montre.

L'homme reconnu lépreux, après un examen régulier, était obligé d'habiter hors du camp ou de la ville. On l'établissait en rase campagne, en plein air; mais cette séquestration n'avait rien d'inhumain, comme quelques-uns l'ont imaginé. Seulement les personnes qui se mettaient en rapport avec lui avaient à se conformer à des exigences de la santé publique par des purifications et des lotions. Le malade lui-même pouvait parcourir la ville, mais revêtu d'habits qui indiquaient son état, et en avertissant de sa propre bouche ses concitoyens du mal cruel qui l'affligeait et dont il leur importait de se garantir.

Diverses cérémonies et formalités, parmi lesquelles les purifications tiennent toujours le premier rang, constataient le retour du malade à son état normal.

Tandis que la Bible, ainsi que tous les peuples de l'antiquité depuis le temps le plus reculé jusqu'à plusieurs siècles, après l'époque talmudique, ont admis à l'unanimité la contagion de la lèpre, les docteurs du Talmud seuls admettaient que cette maladie n'est pas contagieuse comme beaucoup de médecins l'admettent de nos jours. Ainsi le Talmud ne prescrit pas dans la lèpre le plus strict isolement. Si on voit le fiancé au jour de son mariage atteint de la lèpre, on ne l'oblige pas d'aller tout de suite se faire examiner, mais on lui permet d'ajourner l'examen jusqu'à la fin du septième

5

jour de la noce. De même, si un individu est atteint de cette maladie pendant une fête, il peut ajourner l'examen jusqu'à ce que les jours de la fête se soient écoulés.

Il est certain que, si le Talmud considérait la lèpre comme contagieuse, il n'aurait pas permis au fiancé d'infecter ses parents, sa jeune épouse et tous les invités de la noce par le virus de sa maladie.

Moïse a établi que, si le prêtre voit des poils blancs dans la partie envahie de la maladie lépreuse, il doit déclarer le malade impur, car ces poils sont un signe certain pour diagnostiquer la lèpre. Or, le Talmud dit que, si le malade a arraché ces poils avant que la déclaration officielle de l'impureté ait eu lieu, il est pur. L'impureté était donc, pour le Talmud, motivée par une loi cérémonielle et non par la crainte de la contagion.

La Bible divise la maladie en lèpre blanche et lèpre ulcéreuse. Le Talmud n'admet pas cette division. Il divise la maladie en lèpre *limitée* qu'il appelle *bahereth* Ketanah (petite) et en lèpre *généralisée* ou très étendue qu'elle appelle *bahereth gdolah* (grande).

Enfin, certaines lois talmudiques concernant la lèpre ne paraissent pas être motivées par une idée médicale quelconque, mais par le respect de la parole biblique, car les docteurs n'admettaient pas la contagion. La législation biblique sur la lèpre était devenue, à l'époque talmudique, un anachronisme, et on se contentait de suivre les préceptes de Moïse sans en admettre les conséquences logiques.

CONCLUSION

Ainsi, dès la plus haute antiquité, quand le monde entier était encore plongé dans les débauches du sensualisme le plus effrêné, Moïse ava t su faire comprendre à son peuple que la propreté physique est une des conditions essentielles de la propreté morale. Il avait montré comment ces deux éléments essentiels de la vie sont unis par des liens intimes et doivent s'aider l'un l'autre pour la perfection de l'être humain. Longtemps avant tous, il unit l'hygiène et la morale, précédant en cela tous les fondateurs de religions et moralistes et créant un ensemble de règles que plus tard les Latins devaient synthétiser en une formule célèbre : *mens sana in corpore sano*.

Mais comment obtenir de ces esprits simples, de ce peuple jeune qui entourait Moïse, l'observation des règles d'hygiène. Le prophète les avait établies en tenant compte du sol, du climat, mais il se heurtait aux habitudes déjà anciennes de débauche et d'intempérance, qu'il était bien difficile de détruire.

Il songea, dès lors, à la crainte des hommes, même

les plus pervers, pour la colère divine, à leur joie pour
les manifestations de son contentement. Il voulut éri-
ger ses règles en dogmes, leur donner un caractère
divin. Se conformer en tout, et particulièrement en
ce qui concerne les soins du corps, ce serait obeir à
Jéhovah, ne pas y être fidèle ce serait, encourir sa
colère.

La législation de Moïse, sujet de méditations et
d'exemples pour les Hébreux, est remarquable pour
une époque aussi primitive, répondit à tous les besoins
de l'homme en même temps qu'à ses besoins physi-
ques.

Nous lisons dans la Bible, que receuilli par la fille
d'un Pharaon, Moïse fut élevé dans les traditions des
égyptiens et initié à toutes leurs sciences. Or chacun
sait quelle place importante l'hygiène tenait dans la
vie de ce peuple. Peut-être faut-il voir dans cette édu-
cation de Moïse l'idée première de cette union de
l'hygiène et de la morale. Mais il se trouvait en présence d'un peuple tellement différent par ses coutu-
mes et sa religion, que son œuvre ne fut pas une
simple adaptation des mœurs d'un peuple à un autre
peuple. Il dut modifier profondément et créer de toutes
pièces, pour arriver à l'unité si homogène et si puis-
sante qu'est la loi de Moïse.

Telle fut cette loi, telle elle est restée. Elle subsiste
encore, dans sa forme primitive fidèlement gardée
par ses fils qui, selon la prédiction du grand législateur se sont dispersés aux quatre coins du monde,

Ils y ont toujours puisé force et vitalité. Grâce à
elle, ils ont su triompher des obstacles rencontrés
sur leur route ; grâce à elle ils ont résisté aux persécutions dont ils ont été l'objet.

BIBLIOGRAPHIE

ALEXANDER CARL. — Die hygienische Bedeutung der Beschneidung. — Breslau, 1902.

APPELIUS (P.). — Maimonides. Ein Betrag zur jüd social hygiene (*Vossische Zeitung*, 48, 1897).

ASTRUC. — Mémoires pour servir à l'histoire de l'Ecole de médecine, à Montpellier.

BAUWERKER (C.). — Das rituelle Schächten der Israéliten. — Kaiserslautern, 1882.

BEUGNIES. — Ablutions et bains chez les Sémites. *In* Janus, 1896.

BORCHARD (Marc). — L'hygiène publique chez les Juifs. — Paris, 1865.

BUXTORF, Syng. judaiq. — Extraits des Traités du Talmud.

CABANIS. — Révolution de la médecine.

CARCASONNE (D.). — Essai historique sur la médecine des Hébreux. — Montpellier, 1811.

COHEN, MOYSE. — Sur la circoncision envisagée sous le rapport religieux, hygiénique et pathologique. — Paris, 1816.

CORFIELD. — A resumé of the history of hygiene. — London, 1870.

DAVIS (M.). — Conditions sanitaires des écoles israélites (*Archives israélites*).

DEMBO (J.). — L'abatage des animaux de boucherie. — Paris, 1894.

GUARDIA (J.). — Précepte de Moïse touchant l'hygiène. — Paris, 1865.

GARRAULT. — Die Rindertuberculose und der Talmud (*Med. Woche*, 1907).

HAGEMAU. — Zur Hygiene der alten Israéliten.

LEGOYTS. — De la vitalité de la race juive (*Journ. de la Soc. stat. de Paris*, 1885).

LÉVY, MICHEL. — Traité d'hygiène.

LOEBL. — Die hygiene der alten Juden.

MAIMONIDE. — Hygiène israélite. — Alger, 1887.

ROGSAY. — Studie über die Medizin der alten Juden. — Budapest, 1875.

SPRENGEL. — *Histoire de la médecine*, t. II.

TOURTELLE. — Eléments d'hygiène.

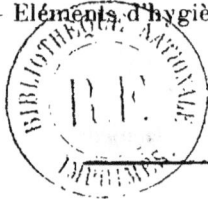

www.ingramcontent.com/pod-product-compliance
Lightning Source LLC
Chambersburg PA
CBHW070804210326
41520CB00011B/1825